87 Recetas de Jugos y Comidas Post Quimioterapia:

Fortalézcase y Siéntase Con Más Vitalidad Con Estos Ingredientes Ricos En Nutrientes

Por

Joe Correa CSN

DERECHOS DE AUTOR

Esta publicación está diseñada para proveer información precisa y autoritaria respecto al tema en cuestión. Es vendido con el entendimiento de que ni el autor ni el editor están envueltos en brindar consejo médico. Si éste fuese necesario, consultar con un doctor. Este libro es considerado una guía y no debería ser utilizado en ninguna forma perjudicial para su salud. Consulte con un médico antes de iniciar este plan nutricional para asegurarse que sea correcto para usted.

RECONOCIMIENTOS

Este libro está dedicado a mis amigos y familiares que han tenido una leve o grave enfermedad, para que puedan encontrar una solución y hacer los cambios necesarios en su vida.

87 Recetas de Jugos y Comidas Post Quimioterapia:

Fortalézcase y Siéntase Con Más Vitalidad Con Estos Ingredientes Ricos En Nutrientes

Por

Joe Correa CSN

CONTENIDOS

ACERCA DEL AUTOR

Luego de años de investigación, honestamente creo en los efectos positivos que una nutrición apropiada puede tener en el cuerpo y la mente. Mi conocimiento y experiencia me han ayudado a vivir más saludablemente a lo largo de los años y los cuales he compartido con familia y amigos. Cuanto más sepa acerca de comer y beber saludable, más pronto querrá cambiar su vida y sus hábitos alimenticios.

La nutrición es una parte clave en el proceso de estar saludable y vivir más, así que empiece ahora. El primer paso es el más importante y el más significativo.

INTRODUCCIÓN

87 Recetas de Jugos y Comidas Post Quimioterapia: Fortalézcase y Siéntase Con Más Vitalidad Con Estos Ingredientes Ricos En Nutrientes

Por Joe Correa CSN

Cada individuo tiene síntomas diferentes luego del tratamiento, pero todos tienen una cosa en común: un organismo delicado que necesita recuperarse rápidamente.

Cuando termina con la quimioterapia, tiene que mejorar su salud en general de la mejor forma más rápida y efectiva y así disfrutar la vida que tiene por delante.

La forma más rápida de recuperarse es a través de una dieta balanceada rica en vitaminas, proteínas, fibras, etc., he creado una colección de recetas que le darán la solución rápida y sencilla para comidas durante el período post-quimioterapia.

Encontrará una mina de oro nutritiva en cada una de estas recetas. Además, son sabrosas y se ven bien, ¡lo que las hace ideales para la familia entera!

Las recetas en este libro fueron creadas siguiendo una regla simple: cuanto más nutrientes, mejor. Eso es lo que su cuerpo necesita en este momento, y eso es lo que quiero darle. Pruebe todas estas deliciosas recetas de comidas y jugos que le ayudarán a recuperarse pronto. Ya supero lo más difícil y es hora de salir adelante.

87 RECETAS DE JUGOS Y COMIDAS POST QUIMIOTERAPIA: FORTALÉZCASE Y SIÉNTASE CON MÁS VITALIDAD CON ESTOS INGREDIENTES RICOS EN NUTRIENTES

COMIDAS

1. Sándwiches de Montaña

Ingredientes:

1 cabeza de Lechuga iceberg

1 tomate mediano, en rodajas

6 rebanadas de pan de trigo

Para la crema:

1 cucharada de almendras

2 cucharadas de leche desnatada

½ taza de queso de cabra, desmenuzado

2 cucharadas de nueces

¼ cucharadas de vinagre balsámico

½ cucharaditas de pimienta negra, molida

½ cucharaditas de sal

1 cucharadita de semillas de chía

Preparación:

Combinar las almendras, nueces, pimienta y sal en una procesadora. Añadir leche, vinagre y queso. Pulsar hasta obtener una mezcla cremosa suave. Transferir a un tazón y agregar 1 cucharadita de semillas de chía. Dejar a un lado.

Poner 1 hoja de lechuga y 2 rodajas de tomate en la rebanada de pan. Esparcir la mezcla cremosa encima y cubrir con otra hoja de lechuga y rebanada de pan.

Información nutricional por porción: Kcal: 143, Proteínas: 10.4g, Carbohidratos: 21.4g, Grasas: 12.4g

2. Pimientos en Crema

Ingredientes:

1 taza de Queso feta, desmenuzado

1 pimiento mediano, en piezas del tamaño de un bocado

1 cucharada de aceite de oliva extra virgen

2 huevos de corral

½ cucharaditas de sal

½ cucharaditas de jengibre

Preparación:

Primero, hervir los huevos. Poner 2 huevos en una olla de agua hirviendo. Cocinar por 10 minutos. Lavar y colar. Dejar enfriar un rato y pelar. Puede añadir una cucharadita de bicarbonato de sodio al agua para hacer más simple el pelado. Cortar los huevos en trozos del tamaño de un bocado y transferir a una procesadora.

Agregar sal, jengibre y queso. Pulsar por 30 segundos o hasta que esté suave. Transferir a un tazón para servir.

Añadir el pimiento trozado y mezclar bien. Refrigerar por 30 minutos antes de servir.

Información nutricional por porción: Kcal: 143, Proteínas: 10.4g, Carbohidratos: 21.4g, Grasas: 12.4g

3. Escarcha de Invierno

Ingredientes:

1 taza de Yogurt Griego

1 cucharadita de harina de coco

1 durazno pequeño, por la mitad y sin carozo

1 cucharadita de menta, molida

1 cucharada de miel

1 cucharadita de ralladura de manzana roja

½ cucharaditas de extracto de vainilla

Preparación:

Combinar todos los ingredientes en una procesadora, excepto la ralladura de manzana. Pulsar hasta que esté suave y transferir a vasos para servir.

Rociar con harina de coco y ralladura de manzana.

Refrigerar al menos 1 hora antes de servir.

Información nutricional por porción: Kcal: 172, Proteínas: 12.3g, Carbohidratos: 29.5g, Grasas: 18.4g

4. Parfait de Arándanos

Ingredientes:

½ taza de arándanos frescos

2 cucharadas de extracto de arándanos

1 taza de leche

2 cucharadas de crema de leche

1 huevo grande

2 claras de huevo

1 cucharada de miel

Preparación:

Calentar la leche en una olla grande a fuego medio/Bajo. Añadir la crema y revolver constantemente. ¡No querrá que hierva! Remover del fuego y dejar reposar.

Agregar el huevo, claras de huevo, miel y arándanos frescos. Revolver y refrigerar por la noche o al menos 3-4 horas antes de servir.

Información nutricional por porción: Kcal: 272, Proteínas: 12.4g, Carbohidratos: 62.4g, Grasas: 18.4g

5. Lubina Cocida con Salsa de Rábano Picante

Ingredientes:

2 libras de Lubina, sin hueso

1 cebolla mediana picada

2 onzas de tomates cherry, por la mitad

½ taza de apio, picada

2 cucharadas de perejil fresco, picado finamente

1 zanahoria mediana, en rodajas

2 cucharadas de aceite de oliva

2 dientes de ajo, picada

2 cucharadas de jugo de limón

1 cucharadita de mezcla de sazón de vegetales

1 cucharadita de pimienta negra, molida

1 cucharadita de sal

Agua

Para la salsa:

1 onza de rábano picante preparado

¼ taza de crema agria

1 cucharadita de sal

1 cucharada de alcaparras

Preparación:

Poner el pescado y vegetales en una olla grande y verter agua hasta cubrir. Añadir jugo de limón, pimienta, aceite de oliva y tapar. Cocinar por 30 minutos a fuego lento. Remover del fuego y dejar reposar.

Mientras tanto, combinar todos los ingredientes de la salsa en un tazón. Revolver bien.

Colar el pescado y vegetales y transferir a un plato. Rociar con salsa encima.

Puede servir con rodajas de limón para más sabor.

¡Disfrute!

Información nutricional por porción: Kcal: 332, Proteínas: 32.1g, Carbohidratos: 10.3g, Grasas: 13.4g

6. Barras de Quínoa y Ciruelas Pasas

Ingredientes:

4 cucharadas de quínoa, pre-cocida

2bananas medianas, en rodajas

1 taza de avena

1 huevo de corral

1 cucharadita de canela

1 cucharadita de linaza

½ taza de ciruelas pasas, picadas finamente

1 cucharada de almendras, picado finamente

¼ cucharadas de sal

1 cucharada de aceite vegetal

Preparación:

Precalentar el horno a 400°F.

Combinar la banana y huevo en un tazón. Usando un tenedor, batir bien para combinar. Dejar a un lado.

Tomar un tazón grande y combinar todos los ingredientes. Agregar la quínoa cocida y la mezcla de huevo y banana. Revolver y poner en una fuente de hornear.

Hornear por 25 minutos, o hasta que doren. Remover del horno y dejar enfriar un rato.

Cortar en piezas iguales y servir con leche, aunque esto es opcional.

Información nutricional por porción: Kcal: 152, Proteínas: 9.9g, Carbohidratos: 23.5g, Grasas: 4.8g

7. Ensalada de Papa y Frijoles

Ingredientes:

3 tazas de frijoles verdes, pre-cocidos

2 papas medianas, peladas, en cubos y pre cocidas

2 cucharadas de alcaparras

2 huevos grandes, pre-cocidos, pelados y cortados en gajos

1 cucharada de perejil fresco, picado finamente

Para el aderezo:

½ taza de crema agria, baja en grasas

1 cucharadita de Mostaza de Dijon

1 cucharada de jugo de limón

½ cucharaditas de vinagre balsámico

½ cucharaditas de pimienta negra, molida

Preparación:

Combinar los ingredientes del aderezo en un tazón. Revolver bien para combinar y dejar a un lado.

Combinar los frijoles, alcaparras y cubos de papa en un tazón grande. Cubrir con gajos de huevos y rociar con aderezo a gusto.

Para más sabor, servir con perejil fresco.

¡Disfrute!

Información nutricional por porción: Kcal: 252, Proteínas: 8.7g, Carbohidratos: 32.5g, Grasas: 10.8g

8. Huevos Siberianos

Ingredientes:

6 huevos de corral

½ taza de Queso Circasia, desmenuzado

½ taza de crema espesa

1 cucharada de perejil fresco, picado finamente

1 cucharada de miel

Preparación:

Poner 2 huevos en una olla de agua hirviendo y cocinar por 10 minutos. Lavar y colar. Dejar enfriar un rato.

Mientras tanto, combinar el queso, perejil y crema espesa en un tazón grande. Pelar y cortar los huevos en trozos del tamaño de un bocado y transferir a la mezcla cremosa.

Cubrir con miel y refrigerar por 20 minutos antes de servir.

Información nutricional por porción: Kcal: 208, Proteínas: 13.5g, Carbohidratos: 10.7g, Grasas: 13.6g

9. Verdes Cremosos

Ingredientes:

6 onzas de col rizada, picada

6 onzas de espinaca, picada

4 onzas de Brotes de Bruselas, por la mitad

2 tazas de caldo de vegetales

½ cucharaditas de pimienta negra, molida

Para la crema:

2 cucharadas de manteca

1 cucharada de harina común

1 cucharada de Mostaza de Dijon

½ taza de crema dulce

1 cucharadita de sal

½ cucharaditas de copos de pimienta roja

Preparación:

Verter caldo de vegetales en una olla profunda y hervir.

Añadir la col rizada y espinaca, y rociar con pimienta para más sabor. Agregar más agua si los vegetales no están cubiertos. Tapar y reducir el fuego al mínimo. Cocinar por 15 minutos, hasta que ablanden. Remover del fuego y dejar enfriar.

Combinar los ingredientes de la crema en un tazón. Revolver bien.

Transferir los vegetales a un plato o tazón, y añadir la crema. Revolver y rociar con copos de pimienta roja.

Servir inmediatamente.

Información nutricional por porción: Kcal: 213, Proteínas: 5.2g, Carbohidratos: 15.5g, Grasas: 14.6g

10. Panqueque de Avena, Manzana y Canela

Ingredientes:

½ taza de harina común, sin gluten

1 huevo grande

1 taza de leche de coco

½ Manzana Alfriston, rallada

¼ taza de almendras, molidas

1 cucharadita de extracto de vainilla

Aceite para cocinar

Yogurt para servir

Preparación:

Combinar todos los ingredientes en un tazón grande. Esparcir aceite de oliva en una sartén antiadherente pequeña.

Verter ½ taza de mezcla de panqueque y cocinar por 3 minutos de cada lado.

Cubrir con una cucharada de yogurt.

Información nutricional por porción: Kcal: 298, Proteínas: 31.4g, Carbohidratos: 42.5g, Grasas: 26.7g

11. Salmón con Salsa Worcestershire

Ingredientes:

4 filetes de salmón, cortados en trozos del tamaño de un bocado

2 tazas de caldo de vegetales

2 zanahorias medianas, en rodajas

1 calabacín mediano, pelado y rebanado

1 pimiento mediano, picado

Para el aderezo:

2 cucharadas de Salsa Worcestershire

1 cucharadita de vinagre de sidra de manzana

1 cucharada de jugo de limón

1 cucharadita de sal

½ cucharaditas de pimienta negra, molida

1 cucharada de albahaca fresca, picada finamente

Preparación:

Combinar todos los ingredientes del aderezo en un tazón. Dejar reposar por 15 minutos para que los sabores se mezclen.

Verter 2 tazas de caldo de vegetales en una olla profunda. Añadir los trozos de salmón y vegetales. Sazonar con sal y pimienta a gusto. Añadir agua si los vegetales no están cubiertos. Tapar y cocinar por 20 minutos a fuego medio. Remover y dejar enfriar un rato.

Colar el salmón y vegetales y transferir a un plato. Rociar con el aderezo y servir.

¡Disfrute!

Información nutricional por porción: Kcal: 162, Proteínas: 18.2g, Carbohidratos: 12.8g, Grasas: 5.4g

12. Batido de Arándanos y Durazno

Ingredientes:

¼ taza de arándanos

1 durazno grande, sin carozo y trozado

1 cucharada de semillas de chía

1 taza de leche de almendra

1 cucharadita de salvia

Preparación:

Combinar todos los ingredientes en una licuadora. Mezclar bien hasta que esté suave y transferir a vasos. Añadir más semillas de chía para más sabor y nutrientes.

¡Servir!

Información nutricional por porción: Kcal: 335, Proteínas: 28.5g, Carbohidratos: 37.3g, Grasas: 10.1g

13. Camarón con Palta y Huevos

Ingredientes:

3 tazas de camarones, peladas y sin vaina

1 palta mediana, madura

1 ½ taza de arroz negro, pre cocida

2 huevos de corral

1 cucharada de miel

2 cucharaditas de aceite de oliva

¼ cucharaditas de pimienta roja, molida

1 cucharada de vinagre de vino tinto

2 cucharadas de semillas de sésamo

1 taza de frijoles rojos, pre-cocidos

Preparación:

Calentar el aceite de oliva en una cacerola grande a fuego medio. Agregar miel y revolver bien hasta que derrita. Añadir los camarones y freír bien de cada lado. Sazonar con pimienta y remover de la cacerola. Usar la misma para freír los huevos unos 2 minutos. Transferir a un plato y cortar en tiras.

En un tazón pequeño, combinar el arroz con vinagre de vino tinto y frijoles rojos. Cubrir con tiras de huevo, camarones y rodajas de palta.

Información nutricional por porción: Kcal: 246, Proteínas: 26.5g, Carbohidratos: 6.2g, Grasas: 14.7g

14. Sopa Fría de Verano Rápida

Ingredientes:

2 tomates mediano, picados

1 pepino grande, pelado y rebanado

1 taza de rúcula, picada

1 cucharada de albahaca fresca, picada finamente

1 cucharada de cilantro fresco, picado finamente

1 taza de suero de leche

1 cucharada de crema agria

½ cucharaditas de pimienta negra, molida

1 cucharadita de sal

Preparación:

Combinar el suero de leche, crema agria, sal, pimienta, albahaca y cilantro en un tazón grande. Revolver bien y dejar a un lado.

Combinar el tomate, pepino y rúcula en una procesadora. Pulsar hasta obtener una mezcla cremosa. Transferir al tazón de suero de leche y revolver bien.

Refrigerar 30 minutos antes de usar.

Información nutricional por porción: Kcal: 155, Proteínas: 8.4g, Carbohidratos: 16.7g, Grasas: 8.2g

15. Papa Horneada Con Aceite de Palta

Ingredientes:

8 papas grandes, peladas y rebanadas gruesas

3 huevos de corral, hervidos

1 taza de queso Cottage, desmenuzado

2 cucharadas de aceite de palta

1 cucharada de mostaza

1 cucharadita de sal

½ cucharaditas de pimienta roja, molida

Preparación:

Pelar las papas y cortar en rodajas finas. Cocinar en agua hirviendo por 20-30 minutos, hasta que ablanden. Remover del fuego y dejar enfriar por un rato.

Mientras tanto, hervir los huevos por 10 minutos. Pelar y cortar en rodajas.

Mezclar los huevos y papas en un tazón. Añadir queso Cottage, aceite de palta, mostaza, sal y pimienta. Mezclar con un tenedor. Cubrir y dejar reposar por 1 hora.

Puede agregar ½ cucharada de perejil seco, pero esto es opcional.

Información nutricional por porción: Kcal: 351, Proteínas: 4.7g, Carbohidratos: 37.2g, Grasas: 25.8g

16. Apio con Salsa de Eneldo

Ingredientes:

7 onzas de apio, cortado en tiras longitudinales

1 pepino pequeño, cortado en tiras longitudinales

1 calabacín pequeño, cortado en tiras longitudinales

1 bulbo de hinojo mediano, cortado en tiras longitudinales

1 cucharada de jugo de limón

½ cucharaditas de sal

¼ cucharaditas de pimienta negra, molida

<u>Para la salsa:</u>

1 taza de Yogurt Griego

3 cucharadas de aceite vegetal

2 cucharadas de jugo de limón

½ cucharaditas de sal

¼ cucharaditas de pimienta negra, molida

1 cucharadita de eneldo, picado finamente

Preparación:

Combinar todos los ingredientes de la salsa en un tazón. Revolver bien y dejar a un lado.

Combinar los vegetales en un plato. Servir la salsa encima o a un lado de los vegetales.

Sazonar con sal y pimienta a gusto.

Información nutricional por porción: Kcal: 105, Proteínas: 10.5g, Carbohidratos: 14.6g, Grasas: 6.3g

17. Sopa Verde

Ingredientes:

4 onzas de espárragos, picados

2 onzas de espinaca, picada

1 cucharada de albahaca fresca, picada

2 dientes de ajo, aplastados

2 cucharadas de aceite vegetal

1 taza de leche

2 cucharadas de perejil fresco, picado finamente

½ cucharaditas de pimienta negra, molida

½ cucharaditas de sal

Agua

Preparación:

Combinar la espinaca, leche, albahaca y ajo en una licuadora. Pulsar hasta que estén blandos y dejar a un lado.

Poner los espárragos en una olla grande y añadir una taza de agua. Agregar la mezcla licuada y aceite. Revolver bien.

Añadir más agua si es necesario, para hacer una textura cremosa. Rociar con sal y pimienta. Tapa, reducir el fuego al mínimo y cocinar por 20 minutos. Remover del fuego y dejar reposar.

Añadir una cucharada de crema agria para un sabor más agrio, aunque esto es opcional.

Información nutricional por porción: Kcal: 105, Proteínas: 7.7g, Carbohidratos: 13.8g, Grasas: 4.5g

18. Pollo Mediterráneo

Ingredientes:

2 libras de pechugas de pollo, sin piel ni hueso, picada en trozos del tamaño de un bocado

4 dientes de ajo, picados

1 cebolla mediana pelada y rebanada

2 tomates grandes, picados

2 cucharadas de aceite de oliva extra virgen

1 cucharada de albahaca fresca, picada finamente

½ cucharaditas de pimienta negra, molida

½ cucharaditas de sal

1 cucharadita de mezcla de sazón de vegetales

2 tazas de arroz blanco

Preparación:

Precalentar el aceite en una sartén a fuego medio/alto. Agregar la cebolla y freír hasta que trasluzca. Añadir el pollo y ajo.

Cocinar por 10 minutos, o hasta que doren, revolviendo ocasionalmente.

Mientras tanto, poner los tomates en una procesadora. Agregar una pizca de sal y pulsar hasta que esté suave. Verter la mezcla en la sartén y reducir el fuego al mínimo. Sazonar con pimienta. Tapar y cocinar 25 minutos. Si la mezcla es muy espesa, añadir agua.

Mientras tanto, poner el arroz en agua hirviendo en una cacerola profunda. Rociar con sazón de vegetales y cocinar por 15 minutos. Remover del fuego y colar.

Servir el arroz con el pollo y sazonar con albahaca fresca.

Información nutricional por porción: Kcal: 553, Proteínas: 22.4g, Carbohidratos: 41.2g, Grasas: 22.1g

19. Sopa de Avena

Ingredientes:

4 onzas de avena

1 zanahoria grande en rodajas

1 taza de apio, en rodajas

½ taza de perejil, picado finamente

1 cebolla pequeña, en rodajas

3 cucharadas de aceite vegetal

1 cucharada de harina común

½ cucharaditas de sal

½ cucharaditas de pimienta negra, molida

½ taza de crema agria

Agua tibia

Preparación:

Precalentar el aceite en una olla profunda a fuego medio/alto. Agregar la cebolla y freír hasta que ablande. Añadir el apio, zanahoria y perejil y revolver para combinar.

Verter, revolviendo, la harina y 2 tazas de agua tibia. Rociar con sal y pimienta y tapar. Reducir el fuego al mínimo y cocinar por 15 minutos.

Añadir la avena y verificar el nivel de agua. Revolver bien y cocinar por 20 minutos más. Remover del fuego y agregar la crema agria. Mezclar y dejar reposar.

Servir caliente.

Información Nutricional Por Porción: Kcal: 85, Proteínas: 3.2g, Carbohidratos: 14.7g, Grasas: 1.7g

20. Omelette Español

Ingredientes:

4 papas medianas, peladas y rebanadas

5 huevos grandes

1 cebolla pequeña, en cubos

2 cucharadas de aceite de oliva

1 cucharada de perejil fresco, picado finamente

½ cucharaditas de sal

½ cucharaditas de pimienta negra, molida

Preparación:

Batir los huevos en un tazón. Agregar una pizca de sal, pimienta y perejil, y batir todo junto. Dejar a un lado.

Precalentar el aceite en una sartén grande a fuego medio/alto. Añadir las papas en rodajas y freír por 5 minutos, hasta que ablanden. Agregar las cebollas y cocinar 2 minutos más.

Añadir los huevos, revolviendo, y esparcir bien sobre las papas. Cocinar por 3-4 minutos más de ambos lados.

Remover del fuego y cortar el Omelette en la forma deseada.

Servir con rodajas de tomate u otro vegetal fresco.

Información nutricional por porción: Kcal: 157, Proteínas: 9.8g, Carbohidratos: 28.7g, Grasas: 3.6g

21. Ensalada de Remolacha Cocida

Ingredientes:

4 remolachas medianas, peladas y trozadas

1 taza de puerro, picado

2 cucharadas de jugo de limón

1 cucharadita de sal

½ cucharaditas de pimienta negra, molida

2 cucharadas de aceite de oliva

1 taza de queso Cottage, desmenuzado

1 zanahoria pequeña, rallada

1 cucharadita de perejil, picado finamente

Preparación:

Verter 3 tazas de agua en una olla profunda y hervir. Poner las remolachas y tapar. Reducir el fuego al mínimo y cocinar hasta que ablanden. Remover del fuego y colar. Transferir las remolachas a un tazón para servir.

Combinar el jugo de limón, sal, pimienta y aceite en un tazón pequeño. Revolver bien para combinar. Dejar a un lado.

Agregar puerros y zanahoria rallada a las remolachas y revolver bien. Añadir el aderezo y mezclar. Dejar reposar por 30 minutos para que los sabores se mezclen.

Antes de servir, añadir queso y perejil fresco.

Información nutricional por porción: Kcal: 161, Proteínas: 6.2g, Carbohidratos: 13.4g, Grasas: 6.8g

22. Bolas Proteicas Sin Cocción Con Copos

Ingredientes:

1 ½ taza de copos de avena

½ taza de mantequilla de maní

¼ taza de almendras, molidas

3 cucharadas de miel

1 cucharada de semillas de chía,

1 cucharada de extracto de vainilla, orgánico

3 tazas de leche

Preparación:

Poner una taza de copos de avena en un tazón. Añadir los otros ingredientes secos y revolver para combinar.

Agregar la mantequilla de maní y miel. Mezclar bien y añadir la leche y extracto de vainilla.

Formar las bolas usando las manos, cubrir con los copos restantes y poner en la nevera por 30 minutos.

Información nutricional por porción: Kcal: 261, Proteínas: 21.2g, Carbohidratos: 34.5g, Grasas: 6.3g

23. Brotes de Bruselas con Aderezo de Kéfir

Ingredientes:

1 libra de Brotes de Bruselas, por la mitad

5 dientes de ajo, picados finamente

2 cucharadas de aceite de oliva

½ cucharaditas de sal

¼ cucharaditas de pimienta negra, molida

1 cucharada de manteca

Para el aderezo:

½ taza de kéfir

1 cucharada de jugo de limón

½ taza de rúcula, picada finamente

½ cucharaditas de sal

1 cucharada de aceite de oliva

Preparación:

Precalentar el horno a 400°F.

Poner los brotes de Bruselas en una olla de agua hirviendo. Reducir el fuego al mínimo y cocinar por 10 minutos, o hasta que ablanden. Remover del fuego, colar y dejar a un lado.

Derretir la manteca en una sartén a fuego medio/alto. Añadir el ajo y freír hasta que trasluzca. Agregar los brotes de Bruselas y rociar con sal y pimienta. Cocinar por 3 minutos y remover del fuego. Dejar reposar y transferir a un tazón para servir.

Mientras tanto, combinar los ingredientes del aderezo en un tazón mediano. Revolver bien para que los sabores se unifiquen.

Rociar el aderezo sobre los brotes de Bruselas y ¡servir!

Información nutricional por porción: Kcal: 167, Proteínas: 6.3g, Carbohidratos: 10.5g, Grasas: 14.8g

24. Spaghetti de Camarones con Vegetales

Ingredientes:

8 onzas de camarones, pelados y sin vaina

½ taza de apio, picada

2 zanahorias medianas, en rodajas

2 dientes de ajo, picados finamente

½ taza de puerros, picados finamente

1 cucharada de aceite de oliva

1 libra de spaghetti (o pasta tagliatelle fresca)

1 cucharadita de perejil, picado finamente

1 cucharadita de sal

½ cucharaditas de pimienta negra, molida

3 cucharadas de Queso parmesano, rallado

Preparación:

Usar las instrucciones del paquete para cocinar el spaghetti. Cuando estén listos, colar y dejar a un lado.

Precalentar el aceite en una sartén grande a fuego medio/alto. Añadir el ajo, apio y puerro. Cocinar por 3 minutos y añadir los camarones. Reducir el fuego y rociar con sal y pimienta a gusto. Cocinar por 5 minutos más revolviendo constantemente. Agregar 2 tazas de agua y tapar. Cocinar por 15 minutos o hasta que el agua evapore. Remover del fuego y transferir al tazón de spaghetti. Añadir el perejil y rociar con sal y pimienta extra de ser necesario.

Cubrir con queso parmesano rallado y servir.

Información nutricional por porción: Kcal: 220, Proteínas: 8.3g, Carbohidratos: 44.4g, Grasas: 9.8g

25. Batido de Cúrcuma y Ananá

Ingredientes:

1 taza de ananá, picado

¼ taza de mango, picado

¼ taza de Bayas de Goji

½ taza de Yogurt Griego

1 cucharadita de cúrcuma, molida

1 cucharadita de canela, molida

1 cucharadita de harina de coco

½ cucharadas de miel

Preparación:

Combinar todos los ingredientes en una licuadora. Pulsar por 1 minuto hasta obtener un batido cremoso. Transferir a vasos y refrigerar por 1 hora antes de servir.

Justo antes de servir puede rociar con ralladura de limón o naranja para más sabor.

¡Disfrute!

Información nutricional por porción: Kcal: 220, Proteínas: 5.6g, Carbohidratos: 32.4g, Grasas: 1.2g

26. Pavo a la Olla Presión

Ingredientes:

2 libras de pechuga de pavo, sin hueso ni piel, picada

4 onzas de espinaca, picada

1 cucharada de polvo de chile

2 tazas de caldo de vegetales

2 cucharadas de jugo de limón

1 cucharadita de sal

1 cucharadita de pimienta negra, molida

2 cucharadas de aceite de oliva

Preparación:

Precalentar el aceite en una olla grande a fuego medio/alto.

Mientras tanto, lavar y limpiar la carne. Rociar con sal y pimienta para cubrir.

Poner los trozos de carne en la olla a presión y cocinar por 10 minutos. Agregar la espinaca, chile y caldo de vegetales.

Agregar agua para cubrir todos los ingredientes. Reducir el fuego al mínimo y tapar. Cocinar por 2 horas. Remover del fuego y dejar reposar.

Justo antes de servir, rociar con jugo de limón.

Información nutricional por porción: Kcal: 270, Proteínas: 35.5g, Carbohidratos: 32.8g, Grasas: 24.2g

27. Bolas de Cacao Crudo y Semillas de Chía

Ingredientes:

1 taza de almendras molidas

½ taza de mantequilla de maní

½ taza de miel

2 cucharadas de semillas de chía molidas

¼ taza de polvo de cacao crudo

¼ taza de chocolate negro rallado, 85% cacao

¼ taza de leche desnatada

Preparación:

Combinar los ingredientes en un tazón y mezclar bien para combinar. Formar las bolas usando sus manos y refrigerar por 30 minutos.

Información nutricional por porción: Kcal: 269, Proteínas: 24.4g, Carbohidratos: 38.2g, Grasas: 8.5g

28. Ensalada Tibia de Calamar

Ingredientes:

2 libras de calamares, limpiados, en piezas del tamaño de un bocado

2 cucharadas de jugo de limón

1 taza de cebollas de verdeo, picadas

2 pimientos mediano, picados

3 cucharadas de aceite de oliva

1 cucharadita de sal

½ cucharaditas de pimienta negra, molida

Preparación:

Poner los calamares en una olla grande. Añadir agua para cubrir. Cocinar a fuego medio por 15 minutos. Remover y colar. Transferir los calamares a un tazón grande.

Añadir las cebollas de verdeo, pimientos, aceite de oliva, sal y pimienta, y revolver bien. Dejar a un lado y cubrir por 2 horas para que los sabores se unifiquen.

Servir.

Información nutricional por porción: Kcal: 302, Proteínas: 35.2g, Carbohidratos: 46.5g, Grasas: 20.3g

29. Huevos y Prosciutto Horneados en Champiñones Portobello

Ingredientes:

6 tapas de champiñones portobello, limpiados, sin rama, branquias desechadas

6 tiras de Prosciutto

6 huevos grandes

1 cucharadita de perejil fresco

3 cucharadas de aceite de oliva

½ cucharaditas de sal

1 cucharadita de pimienta negra, molida

Preparación:

Las tapas de champiñones deberían ser limpiadas y cortadas en forma de tazón. Aplicar aceite de oliva por fuera de las tapas para cocinarlas más fácilmente.

Poner papel manteca sobre una fuente de hornear. Tomar una rebanada de prosciutto y ponerla dentro de la tapa. Asegurarse de que entren bien.

Una vez que haya rellenado todas las tapas de champiñones, dejarlas a un lado. Romper un huevo en un tazón pequeño y cuidadosamente verter en las tapas de champiñones.

Una vez que estén rellenas, sazonar con sal, perejil y pimienta.

Poner la fuente en el horno. Cocinar por 30 minutos o hasta que los huevos estén listos.

Dejar enfriar un rato antes de sacarlos.

Servir caliente o frío con crema agria y eneldo como acompañantes.

Información nutricional por porción: Kcal: 134, Proteínas: 14.2g, Carbohidratos: 0.7g, Grasas: 7.8g

30. Salmón Cítrico

Ingredientes:

1 libra de filete de salmón, sin piel y trozadas en trozos del tamaño de un bocado

3 cucharadas de jugo de limón

1 cucharada de aceite de oliva

2 cucharadas de harina común

2 onzas de manteca

4 onzas de espárragos, enteros

1 cucharada de jugo de lima

1 cucharadita de ralladura de lima

1 cucharadita de sal

1 cucharadita de pimienta negra, molida

Preparación:

Poner los trozos de salmón en un tazón grande. Añadir harina, sal y pimienta y cubrir bien.

Combinar la manteca y aceite en una sartén grande a fuego medio/alto. Calentar hasta que la manteca derrita y añadir los trozos de salmón. Cocinar por 15 minutos o hasta que dore. Transferir a otro plato y reservar la sartén.

Agregar le jugo de limón, jugo de lima y espárragos a la sartén y cocinar por 5 minutos, revolviendo ocasionalmente.

Poner los trozos de salmón en la sartén nuevamente, añadir sal y pimienta y revolver para combinar. Cocinar por 5 minutos y remover del fuego. Transferir a un plato para servir.

Cubrir con una pizca de ralladura de lima y servir.

Información nutricional por porción: Kcal: 282, Proteínas: 42.1g, Carbohidratos: 7.5g, Grasas: 12.2g

31. Panqueques de Bayas con Harina de Arroz

Ingredientes:

1 taza de bayas mixtas, frescas

½ taza de harina de arroz

½ taza de leche desnatada

½ taza de leche de almendra

3 cucharadas de miel

1 cucharadita de extracto de vainilla orgánico, en polvo

1 cucharadita de polvo de hornear

1 huevo entero

½ taza de crema baja en grasas

½ taza de jarabe de agave

1 cucharada de aceite de girasol

Preparación:

Combinar la harina, polvo de hornear, leche desnatada y leche de almendra en un tazón, y mezclar bien con un tenedor.

En otro tazón, mezclar la crema con 3 cucharadas de miel, extracto de vainilla y huevo. Batir bien con un tenedor o batidora eléctrica. Obtendrá una mezcla espumosa.

Batir esta mezcla con el primer tazón para hacer una masa espesa.

Cubrir y dejar reposar por 15 minutos.

Calentar una cucharada de aceite de girasol en una sartén antiadherente. Usar ¼ taza de la mezcla de panqueque para hacer uno. Puede usar moldes, pero esto es opcional.

Freír los panqueques por 2-3 minutos de cada lado. Esta mezcla le dará 6 panqueques.

Esparcir 1 cucharada de jarabe de agave sobre cada panqueque, cubrir con bayas y servir.

Información nutricional por porción: Kcal: 312, Proteínas: 38.1, Carbohidratos: 42.4g, Grasas: 25.5g

32. Tagliatelle en Salsa de Melón

Ingredientes:

1 libra de pasta Tagliatelle, pre cocida

1 melón pequeño, peladas, sin semillas y trozado

2 onzas de manteca

1 taza de crema dulce

½ cucharaditas de sal

½ cucharaditas de pimienta negra, molida

1 cucharadita de mezcla de sazón de vegetales

¼ taza de Parmesano, rallado

1 cucharada de perejil fresco, picado finamente

Preparación:

Usar las instrucciones del paquete para cocinar la pasta. Colar bien y transferir a un tazón grande.

Mientras tanto, combinar los trozos de melón y crema dulce en una procesadora. Pulsar hasta obtener una mezcla suave y cremosa. Dejar a un lado.

Derretir la manteca en una sartén grande a fuego medio. Añadir la crema de melón, sal, pimienta y sazón de vegetales. Verter ½ taza de agua tibia y revolver constantemente. Cocinar por 10 minutos y remover del fuego.

Verter la salsa sobre la pasta y cubrir con parmesano rallado y perejil.

Información nutricional por porción: Kcal: 293, Proteínas: 9.6g, Carbohidratos: 63.7g, Grasas: 15.8g

33. Brotes de Bruselas en Salsa de coco

Ingredientes:

1 libra de Brotes de Bruselas

2 taza de leche de coco

4 cebollas, picadas

1 cucharada de aceite de oliva

½ cucharaditas de sal

½ cucharaditas de pimienta negra, molida

½ taza de pasta de anacardo

1 cucharada de cilantro fresco, picado finamente

Preparación:

Calentar aceite de oliva en una sartén grande. Agregar las cebollas y freír por varios minutos. Añadir los brotes de Bruselas y la pasta de anacardo. Reducir el fuego a medio y freír por 5 minutos.

Añadir la leche de coco, sazonar con sal y pimienta y cubrir. Cocinar por 10 minutos a fuego medio/bajo.

Remover del fuego y cubrir con cilantro fresco.

Información nutricional por porción: Kcal: 123, Proteínas: 4.5g, Carbohidratos: 10.6g, Grasas: g

34. Minestrón de Vegetales Picante

Ingredientes:

4 onzas de frijoles verdes, por la mitad

2 zanahorias medianas, en rodajas

1 taza de apio, picada

1 taza de frijoles blancos

1 calabacín grande, pelado y rebanado

1 cebolla mediana en rodajas

3 cucharadas de aceite vegetal

3 dientes de ajo, picados

1 cucharadita de albahaca fresca, picada

1 cucharadita de chile, molido

1 cucharada de pimienta Cayena, molida

1 cucharadita de romero fresco, aplastado

1 taza de salsa de tomate

1 cucharada de perejil fresco, picado finamente

1 cucharadita de mezcla de sazón de vegetales

Preparación:

Precalentar el aceite en una olla profunda a fuego medio/alto. Añadir el ajo y cebolla y freír por 2 minutos. Agregar las zanahorias, frijoles verdes, frijoles blancos, calabacín y apio. Rociar con sal y pimienta y verter suficiente agua para cubrir. Tapar y reducir el fuego al mínimo. Cocinar por 15 minutos y añadir la salsa de tomate y especias restantes.

Cocinar por 1 hora y remover del fuego. Destapar y dejar reposar un rato.

Antes de servir, rociar con romero fresco para más sabor.

Información nutricional por porción: Kcal: 120, Proteínas: g, Carbohidratos: 63.7g, Grasas: 15.8g

35. Avena de Manzana y Canela

Ingredientes:

½ taza avena sin gluten

1 taza de agua

1 Manzana Alkmene, pelada y rallada

1 manzana, en rodajas

2 cucharadas de yogurt de almendra

1 cucharadita de canela, molida

Preparación:

Hervir el agua y añadir la avena. Cocinar por varios minutos y reducir el fuego.

Agregar una manzana rallada y una cucharadita de canela. Hervir a fuego lento por 10 minutos. Remover del fuego.

Cubrir con yogurt de almendra y manzana rebanada. Servir caliente.

Información nutricional por porción: Kcal: 120, Proteínas: 3.5g, Carbohidratos: 25.8g, Grasas: 1.3g

JUGOS

1. Jugo de Jengibre y Zanahoria

Ingredientes:

1 zanahoria mediana

1 manzana mediana, sin centro

1 pepino grande

1 remolacha grande, recortada

1 nudo de jengibre pequeño, de 1 pulgada

Preparación:

Lavar la zanahoria y pepino, y cortarlos en rodajas gruesas. Dejar a un lado.

Lavar la manzana y remover el centro. Trozar y dejar a un lado.

Lavar la remolacha y recortar las partes verdes. Trozar y dejar a un lado.

Pelar el nudo de jengibre y dejar a un lado.

Combinar la zanahoria, manzana, pepino, remolacha y jengibre en una juguera, y pulsar.

Transferir a un vaso y añadir algunos cubos de hielo. Servir inmediatamente.

Información nutricional por porción: Kcal: 166, Proteínas: 4.7g, Carbohidratos: 48.4g, Grasas: 0.9g

2. Jugo de Albahaca y Miel

Ingredientes:

1 corazón grande de alcachofa

1 taza de palta, en cubos

1 pepino grande

1 taza de albahaca fresca

1 taza de repollo verde

1 cucharada de miel líquida

Preparación:

Recortar las hojas externas de la alcachofa. Lavar y trozar. Dejar a un lado.

Pelar la palta y cortarla por la mitad. Remover el carozo y cortar en cubos. Reservar el resto para otro jugo. Dejar a un lado.

Lavar el pepino y cortar en rodajas gruesas. Dejar a un lado.

Lavar la albahaca y repollo, y romper con las manos. Dejar a un lado.

Procesar la alcachofa, palta, pepino, albahaca y repollo en una juguera. Transferir a un vaso y añadir la miel líquida.

Refrigerar 30 minutos antes de servir.

Información nutricional por porción: Kcal: 357, Proteínas: 12.1g, Carbohidratos: 63.6g, Grasas: 22.8g

3. Jugo de Espinaca y Granada

Ingredientes:

1 puñado de espinaca fresca

1 taza de semillas de granada

1 taza de col rizada fresca

1 limón grande, sin piel

1 taza de berro

1 taza de Acelga

Preparación:

Combinar la espinaca, col rizada, berro y acelga en un colador. Lavar bajo agua fría. Colar y romper con las manos. Dejar a un lado.

Cortar la parte superior de la granada y deslizar hacia las membranas blancas. Remover las semillas a un tazón y dejar a un lado.

Pelar el limón y cortarlo por la mitad. Dejar a un lado.

Procesar la espinaca, col rizada, berro, acelga, semillas de granada y limón en una juguera.

Transferir a un vaso y añadir algunos cubos de hielo antes de servir.

Información nutricional por porción: Kcal: 357, Proteínas: 12.1g, Carbohidratos: 63.6g, Grasas: 22.8g

4. Jugo de Espárragos y Pimiento

Ingredientes:

2 tazas de espárragos frescos, recortados

1 bulbo de hinojo grande, recortado

1 pimiento verde grande, sin semillas

1 pimiento amarillo grande, sin semillas

1 rodaja de jengibre, de 1 pulgada

2 onzas de agua

Preparación:

Lavar los espárragos y recortar las puntas. Trozar y dejar a un lado.

Lavar le bulbo de hinojo y recortar las capas marchitas. Trozar y dejar a un lado.

Lavar los pimientos y cortarlos por la mitad. Remover las semillas y cortar en rodajas pequeñas. Dejar a un lado.

Pelar la rodaja de jengibre y dejar a un lado.

Combinar los espárragos, hinojo, pimientos verdes y amarillos, y raíz de jengibre en una juguera, y pulsar.

Transferir a un vaso y añadir el agua. Refrigerar 10 minutos antes de servir.

Información nutricional por porción: Kcal: 143, Proteínas: 12.1g, Carbohidratos: 47.2g, Grasas: 1.5g

5. Jugo de Melón y Chirivías

Ingredientes:

1 gajo grande de melón dulce

1 taza de Brotes de Bruselas, recortados

1 taza de chirivías, recortadas

1 taza de brócoli fresco

1 manzana mediana, sin centro

2 onzas de agua

Preparación:

Cortar el melón por la mitad. Remover las semillas. Cortar un gajo grande y pelarlo. Trozar y poner en un tazón. Envolver el resto y poner en la nevera.

Lavar los brotes de Bruselas y recortar las hojas externas. Cortar por la mitad y dejar a un lado.

Lavar las chirivías y cortar en rodajas gruesas. Rellenar un vaso medidor y reservar el resto. Dejar a un lado.

Lavar el brócoli y trozarlo. Dejar a un lado.

Lavar la manzana y remover el centro. Trozar y dejar a un lado.

Procesar el melón, brotes de Bruselas, chirivías, brócoli y manzana en una juguera.

Transferir a un vaso y añadir el agua. Agregar hielo y servir.

Información nutricional por porción: Kcal: 251, Proteínas: 8.7g, Carbohidratos: 75.1g, Grasas: 1.5g

6. Jugo de Brócoli y Verdes de Mostaza

Ingredientes:

2 tazas de brócoli fresco

1 taza de verdes de mostaza

1 pomelo grande

1 taza de Lechuga Romana

1 calabacín mediano

2 onzas de agua

Preparación:

Lavar el brócoli y trozarlo. Dejar a un lado.

Combinar los verdes de mostaza y lechuga romana en un colador. Lavar bajo agua fría y romper con las manos. Dejar a un lado.

Pelar el pomelo y dividirlo en gajos. Dejar a un lado.

Pelar el calabacín y cortarlo por la mitad. Remover las semillas y trozar. Dejar a un lado.

Procesar el brócoli, verdes de mostaza, pomelo, lechuga y calabacín en una juguera. Transferir a un vaso y añadir hielo.

Servir inmediatamente.

Información nutricional por porción: Kcal: 166, Proteínas: 11.6g, Carbohidratos: 48.6g, Grasas: 2.1g

7. Jugo de Naranja y Cantalupo

Ingredientes:

2 naranjas grandes, sin piel

1 taza de cantalupo, en cubos

2 rábanos medianos, recortados

1 nudo de jengibre, 1 pulgada

1 cucharada de miel líquida

2 onzas de agua

Preparación:

Pelar las naranjas y dividirlas en gajos. Dejar a un lado.

Cortar el cantalupo por la mitad. Remover las semillas y pulpa. Cortar un gajo grande y pelarlo. Trozar y dejar a un lado. Reservar el resto en la nevera.

Lavar los rábanos y recortar las partes verdes. Trozar y dejar a un lado.

Pelar el nudo de jengibre y dejar a un lado.

Procesar las naranjas, cantalupo, rábanos y jengibre en una juguera. Transferir a un vaso y añadir la miel y agua.

Agregar algunos cubos de hielo o refrigerar 10 minutos antes de servir.

Información nutricional por porción: Kcal: 250, Proteínas: 4.9g, Carbohidratos: 74.3g, Grasas: 0.8g

8. Jugo Italiano de Tomate

Ingredientes:

2 tomates grandes

1 taza de albahaca fresca

1 taza de apio fresco, en trozos

½ cucharadita de Sal Himalaya

½ cucharadita de orégano seco, molido

Preparación:

Lavar los tomates y ponerlos en un tazón. Cortar en cuartos y reservar el jugo. Dejar a un lado.

Combinar la albahaca y apio en un colador, y lavar bajo agua fría. Romper con las manos y dejar a un lado.

Combinar los tomates, albahaca y apio en una juguera, y pulsar.

Transferir a un vaso y añadir el jugo de tomate reservado y sal. Rociar con orégano para más sabor.

Refrigerar 10 minutos antes de servir.

Información nutricional por porción: Kcal: 64, Proteínas: 4.6g, Carbohidratos: 17.8g, Grasas: 1.1g

9. Jugo de Coco y Papaya

Ingredientes:

1 papaya grande, sin semillas y sin piel

2 zanahorias grandes

1 lima grande, sin piel

2 onzas de agua de coco

Preparación:

Pelar la papaya y cortarla por la mitad. Remover las semillas y pulpa. Trozar y dejar a un lado.

Lavar las zanahorias y cortarlas en rodajas gruesas. Dejar a un lado.

Pelar la lima y cortarla por la mitad. Dejar a un lado.

Combinar la papaya, zanahorias y lima en una juguera, y pulsar.

Transferir a un vaso y añadir el agua de coco. Agregar algunos cubos de hielo o refrigerar antes de servir.

Información nutricional por porción: Kcal: 347, Proteínas: 5.2g, Carbohidratos: 119g, Grasas: 2.4g

10. Jugo Amarillo

Ingredientes:

1 trozos grandes de calabacín

1 limón grande, sin piel

1 taza de calabaza

1 manzana amarilla mediana, sin centro

1 banana mediana

2 onzas de agua

Preparación:

Pelar el calabacín y cortarlo por la mitad. Remover las semillas, trozar y dejar a un lado.

Pelar el limón y cortarlo por la mitad. Dejar a un lado.

Pelar la calabaza y cortarla por la mitad. Remover las semillas. Cortar un gajo grande y pelarlo. Trozar y dejar a un lado. Reservar el resto.

Lavar la manzana y remover el centro. Trozar y dejar a un lado.

Pelar la banana y trozarla. Dejar a un lado.

Procesar el calabacín, limón, calabaza, manzana y banana en una juguera. Transferir a un vaso y añadir el agua.

Agregar hielo y servir inmediatamente.

Información nutricional por porción: Kcal: 254, Proteínas: 7.5g, Carbohidratos: 72.9g, Grasas: 1.9g

11. Jugo de Chía

Ingredientes:

1 pepino grande

1 limón grande, sin piel

1 lima grande, sin piel

1 naranja grande, sin piel

1 cucharada de semillas de chía

2 onzas de agua

Preparación:

Lavar el pepino y cortar en rodajas gruesas. Dejar a un lado.

Pelar el limón y lima, y cortar por la mitad. Dejar a un lado.

Pelar la naranja y dividir en gajos. Dejar a un lado.

Combinar el pepino, limón, lima y naranja en una juguera, y pulsar.

Transferir a un vaso y añadir semillas de chía. Agregar algunos cubos de hielo y refrigerar 20 minutos antes de servir.

Añadir el agua luego de refrigerar.

Información nutricional por porción: Kcal: 186, Proteínas: 6.2g, Carbohidratos: 41.4g, Grasas: 5g

12. Jugo de Acelga y Apio

Ingredientes:

1 taza de Acelga

1 taza de apio

1 manzana mediana, sin centro

1 taza de verdes de ensalada

2 cucharadas de perejil fresco

4-5 hojas de espinaca fresca

2 onzas de agua

Preparación:

Combinar la acelga, verdes de ensalada, apio y espinaca en un colador. Lavar bajo agua fría y colar. Romper con las manos y dejar a un lado.

Lavar la manzana y remover el centro. Trozar y dejar a un lado.

Combinar la acelga, apio, manzana, verdes de ensalada y espinaca en una juguera, y pulsar.

Transferir a vasos y añadir el agua. Agregar hielo y decorar con perejil fresco.

Información nutricional por porción: Kcal: 106, Proteínas: 4.8g, Carbohidratos: 31.3g, Grasas: 1.1g

13. Jugo de Sandía y Berro

Ingredientes:

1 taza de sandía, sin semillas

1 taza de berro

2 puerros grandes

1 limón grande, sin piel

1 taza de verdes de remolacha

2 onzas de agua

Preparación:

Cortar la sandía por la mitad. Para dos tazas, necesitará dos gajos grandes. Pelarlos y trozarlos. Remover las semillas y dejar a un lado. Reservar el resto.

Lavar el berro y verdes de remolacha bajo agua fría, y romper con las manos. Dejar a un lado.

Lavar los puerros y cortar en trozos de 1 pulgada. Dejar a un lado.

Pelar el limón y cortarlo por la mitad. Dejar a un lado.

Combinar la sandía, berro, puerros, limón y verdes de remolacha en una juguera, y pulsar.

Transferir a un vaso y añadir el agua. Agregar algunos cubos de hielo y servir inmediatamente.

Información nutricional por porción: Kcal: 156, Proteínas: 5.9g, Carbohidratos: 44.2g, Grasas: 1.1g

14. Jugo de Arándanos y Calabaza

Ingredientes:

1 taza de arándanos

1 naranja grande, sin piel

1 taza de calabaza

1 manzana mediana, sin centro

1 kiwi grande, sin piel

2 cucharadas de perejil fresco

Preparación:

Poner los arándanos en un colador y lavar bajo agua fría. Colar y dejar a un lado.

Pelar la naranja y dividir en gajos. Dejar a un lado.

Pelar la calabaza y remover las semillas. Cortar en cubos pequeños y reservar el resto en la nevera.

Lavar la manzana y remover el centro. Trozar y dejar a un lado.

Pelar el kiwi y cortarlo por la mitad. Dejar a un lado.

Procesar los arándanos, naranja, calabaza, manzana y kiwi en una juguera.

Transferir a un vaso y decorar con perejil.

Refrigerar 10 minutos antes de servir.

Información nutricional por porción: Kcal: 304, Proteínas: 5.9g, Carbohidratos: 92.4g, Grasas: 1.6g

15. Jugo de Frutilla y Remolacha

Ingredientes:

1 taza de frutillas frescas

1 taza de remolachas, recortadas

1 manzana roja grande, sin centro

1 lima grande, sin piel

1 nudo de jengibre, 1 pulgada

1 cucharada de miel líquida

2 onzas de agua

Preparación:

Poner las frutillas en un colador y lavar bajo agua fría. Colar y cortar por la mitad. Dejar a un lado.

Lavar las remolachas y cortar las partes verdes. Trozar y rellenar un vaso medidor. Reservar el resto. Dejar a un lado.

Lavar la manzana y remover el centro. Trozar y dejar a un lado.

Pelar la lima y cortarla por la mitad. Dejar a un lado.

Pelar el nudo de jengibre y dejar a un lado.

Combinar las frutillas, remolachas, manzana y jengibre en una juguera, y pulsar.

Transferir a un vaso y añadir la miel y agua. Agregar hielo y servir inmediatamente.

Información nutricional por porción: Kcal: 277, Proteínas: 4.2g, Carbohidratos: 82.4g, Grasas: 1.3g

16. Jugo de Batata y Espinaca

Ingredientes:

1 taza de batatas, en cubos

1 puñado de espinaca fresca

1 pepino grande

1 nudo de jengibre, 1 pulgada

Preparación:

Pelar las batatas y cortar en cubos. Rellenar un vaso medidor y reservar el resto. Dejar a un lado.

Lavar la espinaca bajo agua fría y romper con las manos. Dejar a un lado.

Lavar el pepino y cortar en rodajas gruesas. Dejar a un lado.

Pelar el nudo de jengibre y dejar a un lado.

Combinar las batatas, espinaca, pepino y raíz de jengibre, y pulsar.

Transferir a un vaso y añadir el agua. Refrigerar 15 minutos antes de servir.

Información nutricional por porción: Kcal: 190, Proteínas: 13.8g, Carbohidratos: 51.1g, Grasas: 1.7g

17. Jugo de Brotes de Bruselas

Ingredientes:

1 taza de Brotes de Bruselas, recortados

1 taza de brócoli fresco

1 cabeza grande de alcachofa

1 limón grande, sin piel

1 pepino grande

3 cucharadas de perejil fresco

Preparación:

Lavar los brotes de Bruselas y recortar las capas externas. Cortar por la mitad y dejar a un lado.

Lavar el brócoli y trozarlo. Dejar a un lado.

Recortar las capas externas de la alcachofa. Lavar y trozar. Dejar a un lado.

Pelar el limón y cortarlo por la mitad. Dejar a un lado.

Lavar el pepino y cortar en rodajas gruesas. Dejar a un lado.

Procesar los brotes de Bruselas, brócoli, alcachofa, limón y pepino en una juguera.

Transferir a un vaso y decorar con perejil fresco. Refrigerar 10 minutos antes de servir.

Información nutricional por porción: Kcal: 140, Proteínas: 13.8g, Carbohidratos: 48.1g, Grasas: 1.4g

18. Jugo de Frijoles Verdes

Ingredientes:

1 taza de frijoles verdes

1 taza de espárragos, recortados

1 taza de apio fresco

1 pepino grande

1 taza de Lechuga Romana

1 manzana grande, sin centro

1 onza de agua

Preparación:

Lavar los frijoles verdes y trozarlos. Dejar a un lado.

Lavar los espárragos y recortar las puntas. Trozar y dejar a un lado.

Lavar el apio y trozarlo. Dejar a un lado.

Lavar el pepino y cortar en rodajas gruesas. Dejar a un lado.

Lavar la lechuga bajo agua fría. Colar y romper con las manos. Dejar a un lado.

Lavar la manzana y remover el centro. Trozar y dejar a un lado.

Procesar los frijoles verdes, espárragos, apio, pepino, lechuga y manzana en una juguera. Transferir a un vaso y añadir agua.

Agregar hielo y servir.

Información nutricional por porción: Kcal: 185, Proteínas: 8.1g, Carbohidratos: 52.5g, Grasas: 1.3g

19. Jugo de Calabaza y Romero

Ingredientes:

1 taza de calabaza, en cubos

1 pimiento amarillo grande, sin semillas

1 naranja grande, sin piel

1 lima grande, sin piel

1 rama de romero fresca

Preparación:

Pelar la calabaza y cortarla por la mitad. Remover las semillas, cortar un gajo grande y pelarlo. Trozar y rellenar un vaso medidor. Reservar el resto.

Lavar el pimiento y cortarlo por la mitad. Remover las semillas y cortar en rodajas finas. Dejar a un lado.

Pelar la naranja y dividir en gajos. Dejar a un lado.

Pelar la lima y cortarla por la mitad. Dejar a un lado.

Combinar la calabaza, pimiento, naranja y lima en una juguera, y pulsar. Transferir a un vaso y rociar con romero.

Refrigerar 15 minutos antes de servir.

Información nutricional por porción: Kcal: 149, Proteínas: 4.9g, Carbohidratos: 44.6g, Grasas: 0.7g

20. Jugo de Menta y Lima

Ingredientes:

1 taza de menta fresca

1 lima grande, sin piel

2 gajos grandes de melón dulce

1 manzana amarilla grande, sin centro

2 onzas de agua de coco

Preparación:

Lavar la menta bajo agua fría. Colar y romper con las manos. Dejar a un lado.

Pelar la lima y cortarla por la mitad. Dejar a un lado.

Cortar el melón por la mitad. Remover las semillas. Cortar dos gajos grandes y pelarlos. Trozar y poner en un tazón. Reservar el resto en la nevera.

Lavar la manzana y remover el centro. Trozar y dejar a un lado.

Combinar la menta, lima, melón y manzana en una juguera. Transferir a un vaso y añadir el agua de coco.

Agregar hielo y servir inmediatamente.

Información nutricional por porción: Kcal: 228, Proteínas: 3.4g, Carbohidratos: 65.7g, Grasas: 1g

21. Jugo de Pomelo y Frambuesas

Ingredientes:

1 pomelo grande, sin piel

1 taza de frambuesas

1 zanahoria grande

1 manzana mediana, sin centro

1 rodaja de jengibre pequeña, de 1 pulgada

1 onza de agua

Preparación:

Pelar el pomelo y dividirlo en gajos. Dejar a un lado.

Poner las frambuesas en un colador y lavar bajo agua fría. Colar y dejar a un lado.

Lavar la zanahoria y cortar en rodajas gruesas. Dejar a un lado.

Lavar la manzana y remover el centro. Trozar y dejar a un lado.

Pelar el jengibre y dejar a un lado.

Procesar el pomelo, frambuesas, zanahoria, manzana y jengibre en una juguera.

Transferir a un vaso y añadir el agua. Agregar algunos cubos de hielo o refrigerar antes de servir.

Información nutricional por porción: Kcal: 239, Proteínas: 4.9g, Carbohidratos: 76.2g, Grasas: 1.7g

22. Jugo de Ananá y Repollo

Ingredientes:

1 taza de trozos de ananá

1 taza de repollo morado, en trozos

1 remolacha grande, recortada

1 zanahoria grande

Un puñado de espinaca fresca

1 cucharada de miel líquida

Preparación:

Cortar la parte superior del ananá y pelarlo. Trozar y rellenar un vaso medidor. Reservar el resto en la nevera.

Lavar el repollo morado y espinaca, y romper con las manos. Dejar a un lado.

Lavar la remolacha y recortar las partes verdes. Trozar y dejar a un lado.

Lavar la zanahoria y cortar en rodajas gruesas. Dejar a un lado.

Procesar el ananá, repollo, remolacha, zanahoria y espinaca en una juguera.

Transferir a un vaso y añadir la miel líquida. Agregar algunos cubos de hielo y servir inmediatamente.

Información nutricional por porción: Kcal: 205, Proteínas: 5g, Carbohidratos: 62.1g, Grasas: 0.7g

23. Jugo Fuji

Ingredientes:

2 manzanas Fuji medianas

1 limón grande, sin piel

1 pepino grande

3 tallos de apio medianos

Un puñado de espinaca

2 onzas de agua

Preparación:

Lavar las manzanas y remover el centro. Trozar y dejar a un lado.

Pelar el limón y cortarlo por la mitad. Dejar a un lado.

Lavar el pepino y cortar en rodajas gruesas. Dejar a un lado.

Lavar los tallos de apio y trozar. Dejar a un lado.

Lavar la espinaca y romper con las manos. Dejar a un lado.

Procesar las manzanas, limón, pepino, apio y espinaca en una juguera. Transferir a un vaso y añadir el agua.

Agregar hielo y servir.

Información nutricional por porción: Kcal: 224, Proteínas: 5.2g, Carbohidratos: 65.4g, Grasas: 1.5g

24. Jugo de Calabacín y Pera

Ingredientes:

1 calabacín mediano

1 pera grande, sin centro

1 taza de brócoli fresco, en trozos

1 bulbo de hinojo grande

1 rodaja de jengibre pequeña

Preparación:

Pelar el calabacín y cortarlo por la mitad. Remover las semillas, trozar y dejar a un lado.

Lavar la pera y remover el centro. Trozar y dejar a un lado.

Lavar el brócoli y trozarlo. Dejar a un lado.

Recortar las hojas externas de la alcachofa. Trozar y dejar a un lado.

Pelar el jengibre y dejar a un lado.

Procesar el calabacín, pera, brócoli, hinojo y jengibre en una juguera.

Transferir a un vaso y añadir hielo antes de servir.

Información nutricional por porción: Kcal: 195, Proteínas: 8.7g, Carbohidratos: 64.5g, Grasas: 1.8g

25. Jugo de Perejil

Ingredientes:

1 taza de perejil fresco, en trozos

2 tazas de Acelga

1 pepino grande

1 manzana amarilla pequeña, sin centro

1 naranja pequeña, sin piel

Preparación:

Combinar el perejil y acelga en un colador y lavar bajo agua fría. Colar y romper con las manos. Dejar a un lado.

Lavar el pepino y cortar en rodajas gruesas. Dejar a un lado.

Lavar la manzana y remover el centro. Trozar y dejar a un lado.

Pelar la naranja y dividir en gajos. Dejar a un lado.

Combinar el perejil, acelga, pepino, manzana y naranja en una juguera, y pulsar. Transferir a un vaso y añadir hielo antes de servir.

Información nutricional por porción: Kcal: 161, Proteínas: 6.3g, Carbohidratos: 46.3g, Grasas: 1.2g

26. Jugo de Jalapeño y Sandía

Ingredientes:

2 tazas de sandía, sin semillas

1 taza de Lechuga Romana, en trozos

1 naranja grande, sin piel

1 taza de albahaca fresca, en trozos

¼ cucharadita de pimiento jalapeño, molido

Preparación:

Cortar la sandía por la mitad. Para dos tazas, necesitará dos gajos grandes. Pelarlos y trozarlos. Remover las semillas y dejar a un lado. Reservar el resto.

Combinar la lechuga y albahaca en un colador, y lavar bajo agua fría. Colar y trozar. Dejar a un lado.

Pelar la naranja y dividir en gajos. Dejar a un lado.

Procesar la sandía, lechuga, albahaca y naranja en una juguera.

Transferir a un vaso y añadir el pimiento jalapeño. Refrigerar 15 minutos antes de servir.

Información nutricional por porción: Kcal: 165, Proteínas: 4.9g, Carbohidratos: 46.7g, Grasas: 1g

27. Jugo de Rúcula

Ingredientes:

1 taza de rúcula fresca

1 taza de menta fresca

1 zanahoria grande

1 naranja grande, sin piel

1 pimiento rojo grande, sin semillas

Preparación:

Combinar la rúcula y menta en un colador y lavar bajo agua fría. Colar y romper con las manos. Dejar a un lado.

Lavar la zanahoria y cortar en rodajas gruesas. Dejar a un lado.

Pelar la naranja y dividir en gajos. Dejar a un lado.

Lavar el pimiento y cortarlo por la mitad. Remover las semillas y trozar. Dejar a un lado.

Combinar la rúcula, menta, zanahoria, naranja y pimiento en una juguera, y pulsar.

Transferir a un vaso y añadir el agua. Puede agregar una pizca de sal Himalaya.

Añadir hielo y servir inmediatamente.

Información nutricional por porción: Kcal: 153, Proteínas: 7.9g, Carbohidratos: 47.3g, Grasas: 1.3g

28. Jugo de Verdes Mixtos

Ingredientes:

1 taza de verdes de ensalada, en trozos

1 taza de Acelga, en trozos

1 taza de lechuga roja, en trozos

1 taza de Lechuga Romana, en trozos

1 pepino grande

1 naranja grande, sin piel

1 limón grande, sin piel

2 onzas de agua

Preparación:

Combinar los verdes de ensalada, acelga, lechuga roja y lechuga romana en un colador. Lavar bajo agua fría y colar. Romper con las manos y dejar a un lado.

Lavar el pepino y cortar en rodajas gruesas. Dejar a un lado.

Pelar la naranja y dividir en gajos. Dejar a un lado.

Pelar el limón y cortarlo por la mitad. Dejar a un lado.

Procesar los verdes de ensalada, acelga, lechuga roja, lechuga romana, pepino, naranja y limón en una juguera.

Transferir a un vaso y añadir el agua.

Agregar hielo y servir inmediatamente.

Información nutricional por porción: Kcal: 136, Proteínas: 7g, Carbohidratos: 43.4g, Grasas: 1.2g

29. Jugo de Brócoli y Ciruela

Ingredientes:

5 ciruelas grandes, sin carozos

1 taza de brócoli fresco

1 pepino grande

1 manzana mediana, sin centro

Preparación:

Lavar las ciruelas y cortarlas por la mitad. Remover los carozos y dejar a un lado.

Lavar el brócoli y trozarlo. Dejar a un lado.

Lavar el pepino y cortarlo en rodajas gruesas. Dejar a un lado.

Lavar la manzana y remover el centro. Trozar y dejar a un lado.

Combinar las ciruelas, brócoli, pepino y manzana en una juguera, y pulsar.

Transferir a un vaso y añadir algunos cubos de hielo antes de servir.

Información nutricional por porción: Kcal: 268, Proteínas: 7.6g, Carbohidratos: 77.4g, Grasas: 1.9g

30. Jugo Dulce de Damasco

Ingredientes:

1 taza de damascos, sin carozos y por la mitad

1 limón grande, sin piel

1 zanahoria grande

1 manzana verde mediana, sin centro

1 cucharada de miel líquida

2 onzas de agua

Preparación:

Lavar los damascos y cortarlos por la mitad. Remover los carozos y rellenar un vaso medidor. Reservar el resto. Dejar a un lado.

Pelar el limón y cortarlo por la mitad. Dejar a un lado.

Lavar la zanahoria y cortar en rodajas gruesas. Dejar a un lado.

Lavar la manzana y remover el centro. Trozar y dejar a un lado.

Combinar los damascos, limón, zanahoria y manzana en una juguera, y pulsar.

Transferir a un vaso y añadir la miel líquida y agua.

Refrigerar 15 minutos antes de servir.

Información nutricional por porción: Kcal: 243, Proteínas: 4.2g, Carbohidratos: 69.3g, Grasas: 1.3g

31. Jugo de Mango y Col Rizada

Ingredientes:

1 taza de mango, en trozos

1 taza de col rizada fresca

1 cabeza grande de alcachofa

1 pepino grande

1 nudo de jengibre, de 1 pulgada

2 onzas de agua

Preparación:

Lavar el mango y trozarlo. Rellenar un vaso medidor y reservar el resto. Dejar a un lado.

Lavar la col rizada y romper con las manos. Dejar a un lado.

Lavar el pepino y cortar en rodajas gruesas. Dejar a un lado.

Pelar el nudo de jengibre y dejar a un lado.

Procesar el mango, col rizada, pepino y jengibre en una juguera.

Transferir a un vaso y añadir el agua. Agregar hielo y servir.

Información nutricional por porción: Kcal: 197, Proteínas: 11.6g, Carbohidratos: 59.6g, Grasas: 1.8g

32. Jugo Verde de Pimienta

Ingredientes:

1 taza de brócoli fresco

1 zanahoria grande

1 puerro grande

1 taza de col rizada, en trozos

1 lima grande, sin piel

1 limón grande, sin piel

1 pepino grande

¼ cucharadita de Pimienta cayena, molida

Preparación:

Lavar el brócoli y trozarlo. Dejar a un lado.

Lavar la zanahoria y pepino, y cortarlos en rodajas gruesas. Dejar a un lado.

Lavar la col rizada y apio bajo agua fría. Trozar y dejar a un lado.

Pelar el limón y lima, y cortar por la mitad. Dejar a un lado.

Procesar el brócoli, zanahoria, col rizada, puerro, limón y lima en una juguera.

Transferir a un vaso y añadir la pimienta cayena.

Refrigerar 30 minutos antes de servir.

Información nutricional por porción: Kcal: 174, Proteínas: 10.2g, Carbohidratos: 51.4g, Grasas: 1.9g

33. Jugo Invernal de Calabaza

Ingredientes:

2 tazas de calabaza, sin semillas

2 zanahorias grandes

1 manzana Granny Smith grande

1 rodaja de jengibre pequeña

Preparación:

Pelar la calabaza y remover las semillas. Cortar en cubos pequeños y rellenar un vaso medidor. Reservar el resto para otro jugo.

Lavar las zanahorias y cortarlas en rodajas gruesas. Dejar a un lado.

Lavar la manzana y remover el centro. Trozar y dejar a un lado.

Pelar la rodaja de jengibre y dejar a un lado.

Procesar la calabaza, zanahorias, manzana y jengibre en una juguera.

Transferir a vasos y refrigerar antes de servir.

Información nutricional por porción: Kcal: 246, Proteínas: 5.1g, Carbohidratos: 75g, Grasas: 1.1g

34. Jugo de Rábano y Remolacha

Ingredientes:

1 naranja grande, sin piel

1 taza de remolachas, recortadas y en trozos

1 rábano grande, en trozos

1 taza de col rizada fresca, en trozos

1 pepino grande

Preparación:

Pelar la naranja y dividir en gajos. Dejar a un lado.

Lavar las remolachas y recortar las partes verdes. Trozar y dejar a un lado.

Lavar el rábano y recortar las partes verdes. Trozar y dejar a un lado.

Lavar la col rizada bajo agua fría. Colar y romper con las manos. Dejar a un lado.

Lavar el pepino y cortar en rodajas gruesas. Dejar a un lado.

Combinar la naranja, remolachas, rábano, col rizada y pepino en una juguera, y pulsar.

Transferir a un vaso y añadir hielo antes de servir.

Información nutricional por porción: Kcal: 174, Proteínas: 8.8g, Carbohidratos: 51.7g, Grasas: 1.4g

35. Jugo de Hinojo y Verdes

Ingredientes:

1 bulbo de hinojo grande

1 manzana amarilla grande, sin centro

1 taza de col rizada fresca, en trozos

1 taza de verdes de mostaza

1 pimiento, sin semillas

Preparación:

Lavar le bulbo de hinojo y recortar las capas marchitas. Trozar y dejar a un lado.

Lavar la manzana y remover el centro. Trozar y dejar a un lado.

Combinar la col rizada y verdes de mostaza en un colador. Lavar bajo agua fría y romper con las manos. Dejar a un lado.

Lavar el pimiento y cortarlo por la mitad. Remover las semillas y trozar. Dejar a un lado.

Procesar el hinojo, manzana, col rizada, verdes de mostaza y pimiento en una juguera.

Transferir a un vaso y refrigerar 10 minutos antes de servir.

Información nutricional por porción: Kcal: 199, Proteínas: 9.4g, Carbohidratos: 62.4g, Grasas: 1.9g

36. Jugo de Verano de Durazno

Ingredientes:

2 duraznos grandes, sin carozos y por la mitad

1 taza de damascos, sin carozos y por la mitad

1 taza de cantalupo, en trozos

3 onzas de agua de coco

Preparación:

Lavar los duraznos y cortarlos por la mitad. Remover los carozos y trozar. Dejar a un lado.

Lavar los damascos y cortarlos por la mitad. Remover los carozos y rellenar un vaso medidor. Reservar el resto. Dejar a un lado.

Cortar el cantalupo por la mitad. Remover las semillas y cortar 2 gajos grandes. Pelar y trozar. Rellenar un vaso medidor y reservar el resto en la nevera.

Procesar los duraznos, damascos y cantalupo en una juguera.

Transferir a un vaso y añadir el agua de coco. Agregar hielo y servir inmediatamente.

Información nutricional por porción: Kcal: 239, Proteínas: 6.8g, Carbohidratos: 66.4g, Grasas: 1.8g

37. Jugo de Brotes de Bruselas y Espárragos

Ingredientes:

1 taza de espárragos, recortados

1 taza de Brotes de Bruselas, recortados

1 tomate grande

1 taza de Acelga

1 pepino grande

Preparación:

Lavar los espárragos y recortar las puntas. Trozar y dejar a un lado.

Lavar los brotes de Bruselas y recortar las capas externas. Cortar por la mitad y dejar a un lado.

Lavar el tomate y ponerlo en un tazón. Cortar en cuartos y reservar el jugo. Dejar a un lado.

Lavar la acelga bajo agua fría. Colar y dejar a un lado.

Lavar el pepino y cortar en rodajas gruesas. Dejar a un lado.

Procesar los espárragos, brotes de Bruselas, tomate, acelga y pepino en una juguera.

Transferir a un vaso y añadir hielo antes de servir.

Información nutricional por porción: Kcal: 109, Proteínas: 10.1g, Carbohidratos: 32.4g, Grasas: 1.2g

38. Jugo de Remolacha y Uvas

Ingredientes:

3 remolachas grandes, recortadas

2 tazas de uvas verdes

1 taza de coliflor, en trozos

1 limón grande, sin piel

Preparación:

Lavar las remolachas y recortar las partes verdes. Trozar y dejar a un lado.

Lavar las uvas verdes bajo agua fría. Dejar a un lado.

Recortar las hojas externas de la coliflor. Lavar y trozar. Rellenar un vaso medidor y reservar el resto. Dejar a un lado.

Pelar el limón y cortarlo por la mitad. Dejar a un lado.

Procesar las remolachas, uvas, coliflor y limón en una juguera.

Transferir a un vaso y añadir cubos de hielo antes de servir.

Información nutricional por porción: Kcal: 226, Proteínas: 7.8g, Carbohidratos: 65.8g, Grasas: 1.5g

39. Jugo de Verdes de Nabo

Ingredientes:

1 taza de verdes de nabo, en trozos

1 taza de col rizada, en trozos

1 taza de Lechuga Romana, en trozos

1 taza de coliflor, en trozos

1 pepino grande

Preparación:

Combinar los verdes de nabo, col rizada y lechuga romana en un colador, y lavar bajo agua fría. Colar y trozar. Dejar a un lado.

Recortar las hojas externas de la coliflor. Lavar y trozar. Rellenar un vaso medidor y reservar el resto. Dejar a un lado.

Lavar el pepino y cortar en rodajas gruesas. Dejar a un lado.

Combinar los verdes de nabo, col rizada, lechuga romana, coliflor y pepino en una juguera, y pulsar.

Transferir a un vaso y añadir hielo antes de servir.

Información nutricional por porción: Kcal: 96, Proteínas: 8.3g, Carbohidratos: 27.6g, Grasas: 1.6g

40. Jugo de Arándanos Agrios y Manzana

Ingredientes:

1 taza de arándanos agrios

1 manzana roja grande, sin centro

1 lima grande, sin piel

1 naranja grande, sin piel

1 nudo de jengibre pequeño, 1 pulgada

Preparación:

Poner los arándanos agrios en un colador y lavar bajo agua fría. Colar y dejar a un lado.

Lavar la manzana y remover el centro. Trozar y dejar a un lado.

Pelar la lima y cortarla por la mitad. Dejar a un lado.

Pelar la naranja y dividir en gajos. Dejar a un lado.

Pelar el nudo de jengibre y dejar a un lado.

Procesar los arándanos agrios, manzana, lima, naranja y jengibre en una juguera.

Transferir a un vaso y refrigerar 15 minutos antes de servir.

Información nutricional por porción: Kcal: 240, Proteínas: 3.1g, Carbohidratos: 75.1g, Grasas: 0.9g

41. Jugo de Tomate y Palta

Ingredientes:

1 tomate grande

1 taza de palta, en trozos

1 pepino grande

1 limón grande, sin piel

1 taza de albahaca fresca, en trozos

Preparación:

Lavar el tomate y ponerlo en un tazón. Cortar en cuartos y reservar el jugo. Dejar a un lado.

Pelar la palta y cortarla por la mitad. Remover el carozo y trozar. Rellenar un vaso medidor y reservar el resto para otro jugo.

Lavar el pepino y cortar en rodajas gruesas. Dejar a un lado.

Pelar el limón y cortarlo por la mitad. Dejar a un lado.

Lavar la albahaca y trozarla. Dejar a un lado.

Combinar el tomate, palta, pepino, limón y albahaca en una juguera, y pulsar.

Transferir a un vaso y añadir hielo antes de servir.

Información nutricional por porción: Kcal: 240, Proteínas: 3.1g, Carbohidratos: 75.1g, Grasas: 0.9g

42. Jugo de Chirivías y Calabacín

Ingredientes:

1 taza de chirivías, en trozos

1 calabacín grande, sin semillas

1 taza de batatas, en trozos

1 rodaja de jengibre, de 1 pulgada

2 onzas de agua

Preparación:

Lavar las chirivías y recortar las partes verdes. Cortar en rodajas gruesas y rellenar un vaso medidor. Reservar el resto para otro jugo.

Pelar el calabacín y cortarlo por la mitad. Remover las semillas, trozar y dejar a un lado.

Pelar la batata y trozar. Rellenar un vaso medidor y reservar el resto para otro jugo. Dejar a un lado.

Pelar el jengibre y dejar a un lado.

Procesar las chirivías, calabacín, batata y jengibre en una juguera.

Transferir a un vaso y añadir el agua.

Refrigerar 10 minutos antes de servir.

Información nutricional por porción: Kcal: 216, Proteínas: 7.6g, Carbohidratos: 61.1g, Grasas: 1.5g

43. Jugo de Granada y Remolacha

Ingredientes:

1 taza de semillas de granada

1 taza de remolachas, recortadas y en trozos

1 lima grande, sin piel

2 zanahorias grandes

1 pepino grande

Preparación:

Cortar la parte superior de la granada y bajar hacia las membranas blancas. Remover las semillas a un vaso medidor y dejar a un lado.

Lavar las remolachas y recortar las partes verdes. Trozar y rellenar un vaso medidor. Reservar el resto.

Pelar la lima y cortarla por la mitad. Dejar a un lado.

Lavar la zanahoria y pepino, y cortarlos en rodajas gruesas. Dejar a un lado.

Procesar las semillas de granada, remolacha, lima, zanahoria y pepino en una juguera.

Transferir a un vaso y añadir el agua. Agregar hielo y servir.

Información nutricional por porción: Kcal: 194, Proteínas: 7.2g, Carbohidratos: 57.7g, Grasas: 1.9g

44. Jugo de Coco y Bayas

Ingredientes:

1 taza de moras

1 taza de arándanos

1 taza de frutillas

1 taza de frambuesas

1 taza de arándanos agrios

3 onzas de agua de coco

Preparación:

Combinar las moras, arándanos, frutillas, frambuesas y arándanos agrios en un colador. Lavar bajo agua fría. Cortar las frutillas por la mitad y dejar a un lado.

Poner todas las bayas en una juguera y pulsar.

Transferir a un vaso y añadir hielo antes de servir.

Información nutricional por porción: Kcal: 210, Proteínas: 5.9g, Carbohidratos: 75.3g, Grasas: 2.5g

45. Jugo de Sandía y Menta

Ingredientes:

1 taza de sandía, en trozos

1 naranja grande, sin piel

1 durazno grande, sin carozos y por la mitad

1 manzana Fuji grande, sin centro

3 cucharadas de menta fresca, en trozos

Preparación:

Cortar la sandía por la mitad. Para dos tazas, necesitará dos gajos grandes. Pelarlos y trozarlos. Remover las semillas y dejar a un lado. Reservar el resto.

Pelar la naranja y dividir en gajos. Dejar a un lado.

Lavar el durazno y cortarlo por la mitad. Remover el carozo y trozar. Dejar a un lado.

Lavar la manzana y remover el centro. Trozar y dejar a un lado.

Combinar la sandía, naranja, durazno y manzana en una juguera, y pulsar.

Transferir a un vaso y añadir menta fresca. Agregar cubos de hielo antes de servir.

Información nutricional por porción: Kcal: 269, Proteínas: 5.3g, Carbohidratos: 78.5g, Grasas: 1.3g

46. Jugo de Ciruelas y Remolacha

Ingredientes:

5 ciruelas grandes, sin carozos y por la mitad

1 taza de repollo morado, en trozos

1 pepino entero

1 limón grande, sin piel

1 taza de remolachas, recortadas

2 onzas de agua

Preparación:

Lavar las ciruelas y cortarlas por la mitad. Remover los carozos y cortar en cuartos. Dejar a un lado.

Lavar el repollo bajo agua fría. Colar y romper con las manos.

Lavar el pepino y cortar en rodajas gruesas. Dejar a un lado.

Pelar el limón y cortarlo por la mitad. Dejar a un lado.

Lavar las remolachas y recortar las partes verdes. Trozar y dejar a un lado.

Procesar las ciruelas, repollo, pepino, limón y remolacha en una juguera.

Transferir a un vaso y añadir hielo antes de servir.

Información nutricional por porción: Kcal: 243, Proteínas: 8.3g, Carbohidratos: 73.6g, Grasas: 1.7g

47. Jugo de Palta

Ingredientes:

1 taza de palta, en rodajas

3 tazas de lechuga roja, en trozos

1 naranja grande, sin piel

½ taza de agua de coco pura, sin endulzar

1 cucharadita de miel líquida

Preparación:

Pelar la palta y cortarla por la mitad. Remover el carozo y trozar. Rellenar un vaso medidor y reservar el resto. Dejar a un lado.

Lavar la lechuga bajo agua fría. Romper con las manos y dejar a un lado.

Pelar la naranja y dividir en gajos. Dejar a un lado.

Combinar la palta, lechuga y naranja en una juguera, y pulsar.

Transferir a un vaso y refrigerar 10 minutos antes de servir.

Información nutricional por porción: Kcal: 240, Proteínas: 4.9g, Carbohidratos: 25.6g, Grasas: 21.7g

48. Jugo de Bayas Mixtas

Ingredientes:

1 taza de arándanos

1 taza de frutillas

1 taza de arándanos agrios

1 taza de frambuesas

1 taza de moras

1 manzana Granny Smith pequeña

¼ taza de agua

1 cucharadita de azúcar de coco pura

2 onzas de agua

Preparación:

Combinar todas las bayas en un colador y lavar bajo agua fría. Cortar las frutillas por la mitad y dejar a un lado.

Remojar las bayas en agua por 10 minutos. Colar y dejar a un lado.

Lavar la manzana y remover el centro. Trozar y dejar a un lado.

Procesar las bayas y manzana en una juguera.

Transferir a un vaso y añadir el azúcar de coco y agua.

Agregar hielo y servir.

Información nutricional por porción: Kcal: 210, Proteínas: 5.7g, Carbohidratos: 82g, Grasas: 2.4g

49. Jugo Verde de Naranja

Ingredientes:

1 taza de brócoli, en trozos

1 taza de Brotes de Bruselas, en trozos

1 taza de zanahorias, en rodajas

1 taza de verdes de nabo, en trozos

4 naranjas grandes, sin piel

1 cucharada de miel

¼ taza de agua de coco pura

Preparación:

Lavar el brócoli y trozar. Dejar a un lado.

Lavar los brotes de Bruselas y recortar las capas externas. Cortar por la mitad y dejar a un lado.

Lavar las zanahorias y cortarlas en rodajas gruesas. Dejar a un lado.

Lavar los verdes de nabo y romper con las manos. Dejar a un lado.

Pelar las naranjas y dividirlas en gajos. Dejar a un lado.

Combinar el brócoli, brotes de Bruselas, zanahorias, verdes de nabo y naranjas en una juguera, y pulsar.

Transferir a un vaso y añadir la miel y agua de coco. Agregar cubos de hielo antes de servir, o refrigerar 10 minutos.

Información nutricional por porción: Kcal: 367, Proteínas: 14.47g, Carbohidratos: 116g, Grasas: 1.9g

50. Jugo Fresco de Manzana y Pepino

Ingredientes:

3 manzanas Granny Smith grandes, sin centro

1 limón grande, sin piel

4 tazas de pepino

¼ taza de agua

1 cucharada de miel líquida

Preparación:

Lavar las manzanas y remover el centro. Trozar y dejar a un lado.

Pelar el limón y cortarlo por la mitad. Dejar a un lado.

Lavar el pepino y cortar en rodajas gruesas. Dejar a un lado.

Combinar las manzanas, limón y pepino en una juguera, y pulsar. Transferir a un vaso y añadir el agua y miel líquida.

Decorar con menta fresca.

Añadir cubos de hielo antes de servir.

Información nutricional por porción: Kcal: 327, Proteínas: 4.7g, Carbohidratos: 97g, Grasas: 1.5g

51. Jugo de Damasco y Menta

Ingredientes:

5 damascos, en rodajas

1 durazno grande, en rodajas

1 kiwi grande, sin piel

A puñado de espinaca fresca, en trozos

1 cucharada de menta fresca, en trozos

¼ taza de agua

Preparación:

Lavar los damascos y cortarlos por la mitad. Remover los carozos y trozar. Dejar a un lado.

Lavar el durazno y cortarlo por la mitad. Remover el carozo y trozar. Dejar a un lado.

Pelar el kiwi y cortarlo por la mitad. Dejar a un lado.

Lavar la espinaca y menta bajo agua fría. Colar y trozar. Dejar a un lado.

Combinar los damascos, durazno, kiwi, espinaca y menta en una juguera, y pulsar.

Transferir a un vaso y refrigerar antes de servir.

Información nutricional por porción: Kcal: 211, Proteínas: 2.8g, Carbohidratos: 58.8g, Grasas: 2.8g

52. Jugo de Guayaba y Jengibre

Ingredientes:

1 guayaba grande, en trozos

1 rodaja de jengibre, de 1 pulgada

4 tazas de Acelga, en trozos

4 tazas de col rizada fresca, en trozos

A puñado de espinaca, en trozos

¼ taza de agua de coco pura, sin endulzar

1 cucharada de azúcar de coco pura

Preparación:

Lavar la guayaba y trozarla. Dejar a un lado.

Pelar la rodaja de jengibre y dejar a un lado.

Combinar la acelga, col rizada y espinaca en un colador, y lavar bajo agua fría. Colar y romper con las manos. Dejar a un lado.

Combinar la guayaba, jengibre, acelga, col rizada y espinaca en una juguera, y pulsar.

Transferir a un vaso y añadir el agua de coco y azúcar de coco pura.

Agregar hielo y servir inmediatamente.

Información nutricional por porción: Kcal: 287, Proteínas: 30.8g, Carbohidratos: 80g, Grasas: 6.7g

OTROS TITULOS DE ESTE AUTOR

70 Recetas De Comidas Efectivas Para Prevenir Y Resolver Sus Problemas De Sobrepeso: Queme Calorías Rápido Usando Dietas Apropiadas y Nutrición Inteligente

Por

Joe Correa CSN

48 Recetas De Comidas Para Eliminar El Acné: ¡El Camino Rápido y Natural Para Reparar Sus Problemas de Acné En 10 Días O Menos!

Por

Joe Correa CSN

41 Recetas De Comidas Para Prevenir el Alzheimer: ¡Reduzca El Riesgo de Contraer La Enfermedad de Alzheimer De Forma Natural!

Por

Joe Correa CSN

70 Recetas De Comidas Efectivas Para El Cáncer De Mama: Prevenga Y Combata El Cáncer De Mama Con una Nutrición Inteligente y Alimentos Poderosos

Por

Joe Correa CSN

www.ingramcontent.com/pod-product-compliance
Lightning Source LLC
Chambersburg PA
CBHW030248030426
42336CB00009B/300
* 9 7 8 1 6 3 5 3 1 7 2 1 3 *